AF311607

# LE MÉDECIN

# L'AGRICULTEUR

—

## LE MÉDECIN - L'OUVRIER

PAR

## M. MARTIN

### ( de Tonneins ).

Docteur en médecine de la Faculté de Paris,
ancien Chirurgien militaire.

## SE VEND AU PROFIT DE LA CAUSE POLONAISE.

AGEN

Imprimerie de B.-C. Latour, cours Saint-Antoine, 12.

1864.

# A M. LE DOCTEUR ADOLPHE ROUSSEL.

En écrivant cette trilogie :

Le Médecin, l'Agriculteur ;
Le Médecin, l'Ouvrier ;
Le Médecin, la Femme ;

j'ai pensé qu'une communauté d'âge, d'opinions et de sentiments m'imposait le devoir de ne pas séparer mon nom du tien.

Un homme doué d'une médiocrité peu intelligemment laborieuse croit que mes ouvrages n'atteignent pas le but auquel ils tendent. Mais je le sais trop malheureux appréciateur en mérite pour que je fasse le moindre cas de son estime ou de sa désapprobation. Il ignore certainement qu'une œuvre d'art, quelque morales qu'en soient la donnée et la direction, n'est pas cependant un traité *ex-professo* sur la matière. Il faut laisser à l'artiste la spontanéité de ses mouvements, la liberté de ses émotions, et le vouloir soumettre à la rigueur puritaine d'une règle étroite et sèche, c'est rendre son vol impossible, c'est tuer l'inspiration dans son germe. La science et l'art doivent se pénétrer inaltérablement de l'idée humaine et de ce sentiment de haute moralité sans lequel il n'y a rien de grand, rien de beau, rien de durable.

Quoiqu'il en soit, ces feuilles échappées, comme autrefois, celles de la sibylle, accepte-les, mon cher Adolphe, comme le témoignage d'une amitié que les ailes du temps effleurent sans la ternir jamais.

Juin 1864.                                         E. M.

# LE MÉDECIN, L'AGRICULTEUR.

—

Lorsqu'il y a dix-huit cents ans, saint Paul écrivait aux légers Corinthiens: « Je détruirai la sagesse des sages et je rejetterai « la science des savants. Que sont devenus ces esprits curieux « des sciences de ce siècle? Dieu n'a-t-il pas convaincu de fo- « lie la sagesse de ce monde? » le grand apôtre, on le voit, était bien loin d'établir dans son esprit et dans ses croyances une parfaite harmonie entre la science et la foi. Mais cela est facile à comprendre. Que pouvait en effet produire pour l'homme la science d'alors? Elle manquait des principes qui la font vivre et des éléments qui lui ont assuré depuis la force et la durée. Il ne s'agit donc que d'une contradiction apparente, et la raison, un des plus nobles attributs de la divinité, désormais souveraine et fière de son origine, trônera incessamment au sein de la grande évolution de l'humanité dans ses rapports avec la perfectibilité de l'être moral.

Lorsque Pascal, dans ses *Pensées,* disait de l'Univers : « C'est un cercle dont le centre est partout et la circonférence « nulle part, » il faisait ainsi de son idée une application indirecte à l'ordre social. Car, de même que le monde tangible offre à l'observateur le spectacle sublime d'une ineffable harmonie, de même la philosophie spéculative et pratique montre dans les éléments humanitaires des connexions plus intimes, plus nécessaires, et dont les influences réciproques sont plus prochaines, plus évidentes, plus impérieuses que d'autres.

Lorsque Balzac trace de sa main de maître le portrait idéal

du médecin de campagne, qu'il le représente comme un savant universel, un moraliste consommé, un économiste habile, un administrateur expert; lorsqu'il le fait agir dans les diverses attributions de son ministère, et le montre, au bout de sa carrière, ayant fondé, développé, enrichi, moralisé, perfectionné l'œuvre dont il était l'âme et le bon génie; lorsque le sagace littérrateur proclame si haut les nombreuses ét nobles fonctions de la médecine, il rend ainsi hommage à la science et à l'art de guérir.

Ainsi voilà trois hommes, trois génies diversement trempés, différemment inspirés, qui, d'une manière directe ou par contre-coup, élèvent des autels à la science. C'est que personne n'en peut méconnaître l'exactitude et les dogmes fondamentaux. Sans doute dans ses applications elle n'a pas réalisé encore l'*omne scibile* de la scolastique et peut-être ne l'atteindra-t-elle jamais, mais cette lacune est le résultat de l'imperfection de l'esprit humain dont l'idéal infini reste avec Dieu. Cependant quelle noble fierté en cette franche allure! Comme elle dédaigne de son oblique regard les coups que lui portent l'ignorance, l'injustice et la mauvaise foi! Comme elle grandit majestueuse en dispensant ses faveurs à pleines mains!

Mais puisqu'elle est universelle, puisqu'elle s'applique à tout, tâchons de prouver dans la tractation du sujet de cette dissertation les rapports qui unissent le Médecin à l'Agriculteur.

J'avoue qu'au premier abord le rapprochement semble forcé, paradoxal même, car enfin, le Médecin semble-t-il, n'a pas besoin de s'occuper d'agriculture, et d'autre part, pourquoi l'Agriculteur, proprement dit, éprouverait-il le besoin de recourir à la science du médecin?

Mais je me rappelle alors ce que disait Pascal et je m'aperçois que je ne suis pas pris entre les cornes du dilemme. Le scalpel de l'analyse, le microscope de l'intelligence me font distinguer bientôt que rien n'est plus naturel, plus inévitable, plus fatal en quelque sorte que ces relations mutuelles dont je vais ici exposer l'importante valeur.

Je pense avec Condorcet que bien poser une question c'est déjà la résoudre, et je commence par définir les deux termes du problème.

Qu'est-ce que l'Agriculteur? C'est le nourrisseur de l'homme. Par le sein de la terre, son épouse fidèle et féconde, il donne la vie d'abord, puis la santé avec la force, puis le bonheur à l'espèce humaine.

Qu'est-ce que le Médecin? C'est le grand redresseur des égarements de la nature, la science de la vie personnifiée, l'ennemi naturel et officiel de la douleur et de la mort.

Par ces définitions mêmes se trouve ainsi établie la liaison obligée, indissoluble, de l'agriculteur et du médecin, que ceux-ci le sachent et l'ignorent, car il est clair dès à présent que si le premier fournit les matériaux de la vie, c'est le second qui en dirige l'emploi dans le but d'en obtenir les effets les plus salutaires. En un mot, si l'Agriculteur nourrit le Médecin, celui-ci, par une ineffable réciprocité, peut et doit lui enseigner l'usage qu'il doit faire des modificateurs de la nature pour féconder les entrailles du sol.

Nos *hommes* ne sont pas ce qu'un vain peuple pense, et ce n'est pas, à coup sûr, sa crédulité qui est cause que nous savons ce que nous savons. On s'imagine assez facilement, (j'ai presque envie de dire autre chose), que le Médecin n'est qu'un tâteur de pouls et qu'un distributeur de drogues ; mais que l'on songe bien que ces vulgaires manifestations de l'art médical supposent déjà une foule de connaissances qui, par des ressorts plus ou moins directs, peuvent réagir et réagissent en effet sur l'exploitation de la terre. Je crois possible la preuve. — Où habite l'Agriculteur? Dans le village, dans le hameau, dans la ferme. Là, dégagés des raffinements de la civilisation, règnent les éléments primordiaux des agglomérations humaines, à savoir : le besoin de se conserver, de multiplier, de vivre heureux dans ce monde et pour l'autre, par le travail et la pratique des vertus civiles et religieuses. C'est le symbole personnifié des sociétés antiques. Demandez à un soldat atteint de nostalgie s'il ne préfère pas le clocher du village anx médicaments de l'ambulance.

Or, ces besoins natifs de l'Agriculteur se formulent dans trois magistratures : celle du directeur des consciences qui préside à la vie religieuse, celle du chef municipal qui maintient la vie civile, celle du Médecin qui dirige les agents de la vie matérielle.

Le Sacerdoce et la Magistrature civile, tout élevés qu'ils soient dans la hiérarchie sociale, n'impliquent pourtant pas nécessairement cette science de la nature qui, au contraire, est inhérente au ministère du Médecin. J'ai remarqué dans ma vie, qui cependant commence à peine à mûrir, un nombre assez rond d'empiétements tentés surtout par l'autorité religieuse qui, fière à bon droit de régenter les âmes, s'arroge trop souvent celui de gouverner le corps. Mais j'ai observé aussi que la suffisance réelle fait défaut aux intentions les plus pures, ce qui donne lieu à des errements et même à des malheurs que ne peut réparer la sainteté des motifs. Dans tous les cas cela n'a lieu que par l'usurpation flagrante des droits sensément, légitimement et légalement dévolus au Médecin.

Celui-ci est donc le *docteur*, c'est-à-dire le *savant*, l'oracle du village, en tant qu'il s'agit d'élucider une question d'histoire naturelle et, à plus forte raison, de pathologie. Que si l'Agriculteur se passe des lumières du Médecin, c'est qu'il s'est imposé lui-même cette science qui pour lui n'est pas obligatoire; ou bien c'est qu'il a recours à d'autres savants; ou bien, enfin, c'est qu'il se livre aux tâtonnements périlleux d'une expérimentation aveugle expiée trop souvent par des déceptions aussi amères que ruineuses.

Or, ces problèmes découlant de la science que possède le Médecin sont plus multipliés que ne l'imagine l'Agriculteur qui croit, en général, ne relever que de ses propres inspirations. Fournissons nos arguments. Examinons d'abord l'homme, puis nous l'accompagnerons dans l'exercice de ses travaux, nous le verrons en lutte avec cette nature qui, toute généreuse qu'elle est, use parfois de rigueur et de coquetterie, mêle la sévérité du regard avec la fraîcheur du sourire et veut ainsi qu'on lui ravisse ou qu'on lui paie ses faveurs.

Quelle est cette robuste Alsacienne, cette vive Béarnaise, cette alerte Provençale? C'est la femme du laboureur. Elle va bientôt donner le jour à un rejeton, son appui futur, sa richesse, son doux espoir. Cependant elle souffre ou elle craint le martyre de la maternité, suivant l'expression de Chateaubriand. En un mot, elle est malade. Qui la traitera physiquement et moralement? Hélas! quelquefois une stupide matronne ou un escroc devin. Mais surviennent de sérieux obstacles. Qui les lévera sérieusement, si ce n'est le Médecin, méritant ainsi les bénédictions d'une famille si justement alarmée? Qui éloignera le berceau de la tombe? Qui garantira cette frêle existence des pratiques ridicules, filles de l'ignorance et des préjugés populaires? Qui écartera les dangers de certains procédés familiers aux commères, dirigera l'hygiéne de manière à prévenir les maladies et à favoriser un développement normal? Qui imposera à cette mère les précautions nécessaires à son prompt et solide rétablissement et lui fournira souvent les secours matériels sans lesquels ses conseils pourraient demeurer stériles? N'est-ce pas vraiment le Médecin?

Mais l'enfant grandit. Il promet un homme vigoureux, un rude travailleur. Qui lui assurera la réalisation de ce beau rêve qu'il a rêvé? Qui le préservera des fatigues précoces, le défendra contre le méphitisme de ces ateliers aussi nuisible à la moralité qu'à la constitution, de ces manufactures qui flétrissent et dévorent tant de pauvres existences pourtant si belles dans leur ménagement? C'est bien encore le Médecin le prémunissant par de sages et prudents conseils contre ces appétits énervants et grossiers où le pauvre cherche naturellement à puiser l'oubli de sa misère et de ses travaux excessifs. Qui donc enfin l'empêchera de se brûler au vent des passions corrosives? (1)

Les principes de force et de moralisation d'une société ne se

_______

(1) Cette proposition sera développée amplement dans *le Médecin, l'Ouvrier.*

trouvent pas uniquement dans l'harmonie des rouages de son organisation. Ainsi on n'apprécie pas suffisamment l'influence que le physique exerce sur le moral, et réciproquement. Or, dans l'espèce, si je porte mes regards jnsque dans l'avenir d'une famille, ne puis-je et ne dois-je pas l'éclairer, si on me le demande, sur les alliances contraires aux lois qui président au perfectionnement des races? La débilité, les scrofules et tant d'autres vices héréditaires sont donc pour le Médecin consciencieux des motifs de prohibition, ( de rédhibition, dirait le vétérinaire), qui s'effacent trop souvent, hélas ! devant les froids calculs de l'orgueil, de l'ambition et de la cupidité. J'en vois tous les jours des exemples. (1)

Les actes les plus ordinaires de la vie des champs réclament, en outre, les lumières de l'art. Si le Médecin était plus souvent consulté, on ne verrait pas les lois positives de l'hygiéne violées au détriment des populations agricoles, cette partie vivace des nations. Il indiquerait un site salubre, exposé aux ventilations d'un air pur, aux rayons du soleil, à l'abri des vents froids, humides ou délétères, à portée d'une eau courante et limpide, loin des marais, de certaines usines, etc. Il enseignerait, en son incessante sollicitude , les dimensions des appartements , des étables, des écuries; il ferait ressortir l'importance de l'ordre, de la propreté, de l'aération, et les dangers de ces réduits obscurs où trop souvent la famille cherche le repos dans un état d'entassement, de promiscuité de personnes et même d'animaux (2), si pernicieux à la santé, sans parler des mœurs.

(I) Dans le Médecin, la Femme, je traiterai à fond la question du mariage au point de vue médico-social.

(2) C'est très commun en Bretagne et surtout dans le Morbihan.

J'ai parlé d'une habitation hygiéniquement convenable et je ne puis pas entrer dans les détails. Cependant je suis forcé de rappeler ici un souvenir. Tout Médecin n'ignore pas que les causes des fièvres intermittentes sont les marais, les déboisements, les défrichements, le mélange des eaux douces avec l'eau salée, etc. Or, il y a une dizaine d'années, je causais sur les lieux mêmes avec un riche propriétaire habitant le pays que l'on nomme géologiquement le plateau central de la France, c'est-à-dire la partie orientale de la Haute-Vienne, occidentale de la Creuse et septentrionale de la Corrèze. Cet agronome distingué se plaignait beaucoup et justement des ravages qu'occasionnait dans ses fermes la fièvre intermittente et n'en pouvait déterminer la cause. Je fais remarquer que dans ces régions il n'en existe absolument aucune qui soit classiquement indiquée. Quelle était donc la provenance de cette endémie? Je demandai alors le mode de construction des maisons. Il me fut répondu qu'elles étaient couvertes de chaume et que les habitants marchaient directement sur le sol souvent humide. En procédant par élimination, je dégageai mon inconnue. D'après mon avis, la paille fut remplacée par la tuile et la terre par le bois. Trois ans après cette transformation, il ne s'est pas manifesté un seul cas de fièvre dans les habitations dont je parle. Je garantis sur l'honneur l'authenticité du fait.

La question du vêtement de l'Agriculteur est excessivement importante à traiter. C'est une des plus sérieuses de l'hygiène publique, et cependant on n'y porte pas l'attention qu'elle mérite. Croit-on que s'il était admis à l'intimité de la vie domestique, le Médecin ne réglerait pas exactement la forme et la matière des vêtements, selon les exigences du climat, de la saison, de la température, de la constitution individuelle, du genre des travaux, etc..... Qui sait mieux que lui ce qui est convenable au point de vue de la santé?

Je termine enfin l'exposition de mes arguments en signalant seulement aujourd'hui ce qui a trait à l'alimentation, ce grand entrctien de la vie, sauf à les exposer longuement dans le deuxième Opuscule dont j'ai parlé. Je dis seulement que si l'Agriculteur est généralement astreint à l'usage d'aliments grossiers et parfois insuffisants, au moins doit-il rechercher les préparations, les mélanges, les condiments les plus profitables et s'imposer le régime le plus conforme à ses besoins, dans les limites de son aisance. Le Médecin seul pourra l'éclairer à cet égard et lui faire comprendre de par la physiologie théorique et expérimentale que sa nourriture doit être d'autant plus suffisante qu'elle a plus de pertes à réparer.

Parlerai-je maintenant de la protection que l'homme de l'art accorde aux agglomérations rurales en provoquant et dirigeant le dessèchement des marais? Un exemple seulement. Tout le monde ne sait pas qu'il y a près de trois cents ans la Sologne était aussi fertile que la Touraine et que la Beauce. Des travaux mal conçus, mal conduits, mal exécutés, ont déterminé les maladies que nous savons. Je demande, dès-lors, si une Commission médicale, associée à celle des ingénieurs, n'eût pas prévenu en grande partie les effets désastreux que nous déplorons. Je n'en doute pas.

Parlerai-je encore de l'opposition que le Médecin doit faire dans certaines occasions à la coupe des bois qui constituent des agens pacificateurs de l'atmosphère et des obstacles contre les vents, les effluves et même les inondations? Dans tous les cas,

il est constant que des défrichements intempestifs sont des causes de fièvre intermittente.

Enfin, il est du devoir du Médecin d'éclairer l'autorité sur
les inconvénients des établissements insalubres et de certaines
exploitations qui, bien que favorables à quelques intérêts pu-
blics, peuvent compromettre gravement la vie des populations.

Mais il est temps d'arriver à l'œuvre agricole proprement
dite.

Je m'empresse de le dire. J'aimerais mieux faire un livre
*in extenso* sur le sujet, qu'être obligé de me restreindre. Cependant il le faut, et ce n'est pas le plus mince de mon labeur
que d'écrire cette seconde partie.

Je professe d'abord que l'Agriculture est plus qu'un art;
c'est aussi une science. En principe, nous sommes plus avancés
que Pline et que Columelle, malgré les négations de certains
agronomes. Les anciens ne connaissaient pas comme nous la
géologie, la physique, l'histoire naturelle des trois règnes, la
chimie surtout : elles fécondent et animent l'Agriculture, même
à son insu, dans beaucoup de circonstances. Oui, elle est une
science aujourd'hui. Et logiquement, comment serait-elle un art
par elle-même, puisqu'en théorie c'est de la science en toutes choses que l'art dérive? Que penseriez-vous de la valeur
intellectuelle d'un Médecin qui, *tournant à tous les vents de
doctrines*, suivant l'expression biblique, exercerait son art en
lisant des manuels ou en consultant des formulaires ? La com-
paraison est ici une raison. Comment, en effet, cultiver avec
sécurité, cultiver avec succès, si on ignore les parties consti-
tuantes du sol, les éléments qui servent à la nutrition des végétaux, les moyens de leur fournir ces éléments, l'art d'élever,

de perfectionner, d'utiliser les animaux domestiques, etc.? Je le dis bien haut : il n'y a pas de pratique vraiment sérieuse sans principes scientifiquement arrêtés.

Ainsi la science dit positivement pourquoi tel produit prospérera dans le terrain où languira tel produit d'une autre espèce, et l'observation prouve que la méthode de culture doit différer suivant les variations de la constitution géologique du sol.

La science nous a permis de découvrir par l'analyse des cendres des végétaux quelles sont les substances minérales essentielles à chaque espèce de plantes; par conséquent, toutes les fois que l'analyse du terrain démontre qu'il ne contient pas les éléments nécessaires à la production de telle plante, il est évident que ce terrain est impropre à la culture de cette plante.

Au premier abord, ces données peuvent paraître banales. Eh! bien, j'affirme que les tâtonnements empiriques de l'Agriculteur qui ferait des expériences dans le but d'obtenir d'un terrain des produits que ce terrain ne comporte pas, seraient le comble de l'ignorance, de l'aveuglement, si ce n'est pas de la ruine.

On parle de labourage, d'assolement, d'engrais, d'irrigation, de drainage, d'élève du bétail, que sais-je encore? Mais rarement on sait se rendre compte exactement de la signification et de la portée de ces expressions qui pourtant représentent les bases fondamentales de l'industrie agricole. Examinons très-succinctement la valeur de ces termes.

I. Le LABOURAGE.— Très-certainement l'Agriculteur attribue avec raison une grande partie de ses succès à l'œuvre de la charrue, de la pioche, de la herse, en un mot au remuement de la terre, mais il ignore souvent le mode d'action et le degré de puissance de ce moyen de fertilisation ; il ignore que cette division mécanique du sol ne fait que renouveler et multiplier le contact des surfaces avec l'air et l'humidité, qui dissolvent certains éléments minéraux et facilitent ainsi l'absorption et l'assimilation de ces éléments par les plantes. Il ignore principalement que ce résultat du labour ne fait que hâter l'épuisement du sol et rendre plus nécessaire la réparation par l'engrais : car l'Agriculture n'est féconde qu'à la condition de restituer à la terre tout ce que celle-ci nous a donné. Voilà ce que ne comprennent pas bien certains Cultivateurs, lesquels ressemblent assez aux Alchimistes qui s'évertuaient à faire de l'or avec de vils métaux. La science indique encore l'analyse mécanique de la terre arable, soit par lavage ascensionnel ou vertical, soit par procédé circulaire, elle constate la présence de l'humus, du principe calcaire, la préparation des terres, etc.....

II. L'Assolement. — C'est l'ordre d'après lequel diverses cultures se succèdent sur un terrain donné pendant un nombre déterminé d'années.

M. Malaguti fait très-bien remarquer que l'idée d'*assolement* implique celles d'*alternat* et de *rotation*. Un sol qui, bien que cultivé, ne produirait jamais que la même récolte ne pourrait pas être assolé, et toute terre assolée reçoit périodiquement les mêmes cultures qui se succèdent. Donc la succession des cultures diverses et leur retour périodique sur le même sol, c'est-à-dire l'alternance et la rotation, font partie des assolements (1).

(1) Malaguti : Considérations sur quelques points d'économie rurale.

On comprend que je ne peux pas traiter complétement ici ce sujet qui serait l'objet d'une monographie assez étendue.

III. Maintenant qu'est-ce que *l'engrais ?* Voici ce que répond la science : Les excréments animaux proviennent des plantes et représentent les matières alimentaires consommées par l'individu. Les matières enlevées à la terre en ont diminué d'autant la fertilité; en conséquence, restituées à la terre elles lui rendront la fécondité. Par les excréments, l'animal restitue chaque jour ce qu'il a reçu sous forme d'aliments. Est-il besoin d'ajouter que la partie solide de l'engrais renferme le ligneux, les sels insolubles, etc..., tandis que la partie liquide, le *purin*, représente les alcalis, les phosphates et les sulfates solubles, c'est-à-dire la partie la plus précieuse de l'engrais, celle qui pourtant est le plus souvent négligée ou perdue? De ces données souvent il résulte que l'importation du fumier dans les parages agricoles équivaut à l'importation de grain et de bétail et que, par contre, l'exportation de grain et de bétail est un larcin fait à la terre.

Le labour et l'engrais sont donc, à vrai dire, les mamelles de l'Agriculture, le trésor de la France, en particulier, selon la pensée de Sully, et pourtant la science apprend, jusqu'à un certain point, à les suppléer par une sorte d'allaitement artificiel. Ainsi la décomposition du sol favorisée par le labour peut être remplacée par certains agents, tels que la marne et la chaux éteinte dont l'effet est de mettre en liberté les alcalis indispensables au développement des plantes. L'engrais peut être remplacé par des éléments réparateurs équivalents : l'ammoniaque des urines par d'autres composés ammoniacaux, le phosphate de chaux par d'autres produits phosphatiques, les sels végétaux par les cendres végétales, etc.

Un précieux artifice de l'Agriculture, dont la science donne la théorie, est celui qui consiste à emprunter successivement au sol les éléments nécessaires à telle végétation. Ainsi la pomme de terre prospérera, sans trop le fatiguer, dans un terrain exploité déjà par une récolte de blé, et réciproquement : la raison en est que ce tubercule n'a pas besoin des sels de silice qui sont avec les alcalis les éléments nécessaires à la nutrition des céréales.

Un autre axiome qui découle du même principe est celui-ci : Le fumier d'un animal nourri de certaines plantes sera l'engrais qui conviendra le mieux à ces mêmes plantes.

IV. Un mot seulement sur le rôle scientifique de l'eau ou sur la théorie de la pluie, de l'arrosage et des irrigations.

Les effets de l'eau sur la végétation sont encore plus frappants que ceux des engrais ; ils sont plus prompts, plus immédiats, plus prestigieux en quelque sorte, car on voit après une nuit d'orage ou même une simple averse les plantes reverdir et s'épanouir comme par enchantement. L'eau, en effet, est essentielle à la végétation, mais on ignore en général comment s'exerce son influence. Eh ! bien, cette influence est occulte et la science peut seule en donner l'explication. Ce n'est pas seulement en rafraîchissant, en impreignant le végétal qu'agit l'humidité, c'est en lui transmettant, par l'intermédiaire du sol et au moyen des racines, les éléments minéraux solubles contenus dans ce même sol. Aussi ces effets merveilleux de l'eau sur la végétation sont-ils subordonnés à l'existence de ces éléments dans le terrain que nourrit celle-ci ; c'est ce qui fait que l'arrosement et l'irrigation ne ravivent que les plantes d'un sol fertile, et que toute l'eau d'un nouveau déluge ne fertiliserait pas un sol déjà épuisé. Mais ce n'est là que le premier temps, pour ainsi dire, de l'action fécondante de l'humidité; un acte complémentaire va s'en suivre : ces éléments minéraux dissous, puis absorbés par le végétal, provoquent et favorisent ensuite l'absorption de l'acide carbonique de l'air par les parties vertes de la plante, et c'est cet acide carbonique ($CO_2$) qui, transformé en carbone (C.) de par la chimie végétale, augmente le volume de la plante et constitue directement cette croissance rapide des végétaux.

A l'aide des mêmes théorèmes, il est facile de prouver comment il se fait que les céréales, par exemple, sont plus ou moins riches ou pauvres en chaume ou en grain, simultanément ou isolément, selon l'abondance isolée ou simultanée des sels minéraux et de l'acide carbonique. Ce sont tout-à-fait les conséquences forcées des théories premières.

Quant à la question du drainage et de ses applications techniques, elle constituera plus tard un ouvrage spécial.

Mais la science qui explique et favorise la fécondité du sol, sait aussi rendre compte de certains écarts de la végétation et conjurer quelques-uns des fléaux qui la menacent. Cette assertion peut paraître téméraire en présence de la corruption qui sévit encore sur le plus précieux des tubercules. Mais que l'on se rassure, si nous ignorons précisément l'essence de la maladie qui affecte la pomme de terre, il en est ainsi de la plupart des maux qui affligent l'humanité même : c'est que les causes premières relevant directement du Créateur nous sont profondément cachées, et que, suivant l'expression de Leibnitz, il n'est pas toujours facile de dire le *parceque* du *pourquoi*. Cependant, plus heureuse dans d'autre cas, la science possède les moyens de perfectionner les espèces végétales, de corriger les vices de certains produits, au point qu'elle se montre parfois l'heureuse rivale de la nature, comme, par exemple, dans la fabrication artificielle des vins les plus recherchés.

La science fournit encore d'utiles secours en indiquant les causes de certains fléaux, notamment de ceux occasionnés par quelques insectes nuisibles qu'elle aide à détruire, soit directement au moyen de quelques agents mortiféres, soit même en mettant à profit les instincts de certains animaux pour leur tendre un appât ou les opposer les uns aux autres. C'est elle qui, sur les données de la géologie et de la météorologie des climats divers, préside à l'importation et à l'exportation des végétaux et des animaux exotiques ou indigènes et qui multiplie ainsi la richesse des nations. N'est-ce pas elle enfin qui créa cette précieuse industrie grâce à laquelle la vieille Europe pourrait s'affranchir du tribut qu'elle paie au Nouveau-Monde..... : l'industrie sucrière.

V. Dans un autre ordre de faits, nous voyons encore le savant s'associer aux sollicitudes de l'Agriculteur pour l'élève des bestiaux et des animaux domestiques. De même que la science a déterminé les conditions hygiéniques de la chaumière, elle réglera celles de l'étable et du régime des animaux dans le but de la santé, du travail et de la valeur vénale. Rappelons à cet égard quelques nouveaux axiomes.

Au point de vue de la philosophie naturelle et de l'organisation comparée, l'animal qui est notre frère, inférieur c'est vrai, mais enfin notre frère à sa façon, constitue, pour ainsi dire, un végétal d'un ordre supérieur, par contre, élaborant les végétaux auxquels il emprunte sa substance. Si la question n'est pas résolue de savoir si tous les éléments nutritifs de l'animal se rencontrent à l'état parfait dans les plantes alibiles, il est au moins certain que la plupart de ces matériaux peuvent être isolés du végétal lui-même. Tels sont les graisses, les huiles, le sucre, quelques produits albuminoïdes, etc. Le problème de l'alimentation et de l'engraissement, en particulier, consiste donc en grande partie dans le choix d'aliments originairement pourvus, en aussi grande quantité que possible, des principes graisseux ou autres que l'individu devra s'assimiler.

A ce sujet on a tort de prétendre que l'animal se compose uniquement de carbone, d'hydrogène, d'oxigène et d'azote, car le soufre, le phosphore, le chlore, le fer, le calcium et même le manganèse ne sont pas moins indispensables à l'organisation.

Ici se présente à résoudre un problème encore en litige avec les agronomes, c'est celui de l'utilité du sel en agriculture. Comme engrais, l'efficacité du chlorure de sodium est incontestable, ne serait-ce qu'en fournissant au sol un de ces alcalis qui lui sont si nécessaires; comme aliment, les bienfaits du sel sont aussi démontrés, car il agit sur la digestion comme excitant d'abord, puis en favorisant la dissolution des substances alibiles, au moyen de l'élément acide chlorydrique, qui pour quelques physiologistes paraît être l'agent fondamental des sucs gastriques; enfin le sel doit concourir à la nutrition par l'élément sodium si répandu dans l'économie. Ces données préjudicielles de la science ont été confirmées il y a longtemps par des expériences directes de M. Boussingault qui a constaté sur une assez grande échelle que si le sel n'ajoute pas sensiblement à la masse de l'animal, il influe manifestement sur la beauté, l'agilité, la force du bétail. Or, si le lustre du pelage facilite les transactions mercantiles, la vigueur et l'activité multiplient les résultats agricoles.

En outre, pense-t-on que la science puisse rester étrangère à la question de prééminence des espèces chevaline et bovine, à celle du meilleur système d'attelage, problème de dynamique, en définitive, puisqu'il consiste à utiliser toute la puissance musculaire de l'animal en réduisaut la résistance au minimum?

Et pour conclure, n'est-ce pas la science qui, sous le nom d'art vétérinaire, veille aux plus chers intérêts du laboureur, en lui conservant ces précieux animaux, compagnons de ses labeurs, qui trop souvent éveillent en lui plus de sollicitude que certains membres de la famille elle-même?

En tout ce que j'ai dit, je ne crois pas avoir franchi les limites du vrai; je ne dis pas du réel, car, en réalité, le Médecin est rarement admis aux conseils du Cultivateur; mais j'ai voulu montrer qu'il devrait l'être, si le Cultivateur comprenait toujours ses intérêts, et si le Médecin était toujours ce qu'il devrait être, c'est-à-dire initié à toutes les notions qui, de près ou de loin, ont trait à la vie et au bien-être matériel de l'homme confié à ses soins.

Lorsqu'une contrée est arriérée, lorsqu'elle ne se suffit pas, qu'elle a besoin de vivre d'emprunts, il faut, le centre étant nul ou à peu près (1), s'adresser inévitablement à la circonférence. Mais aussi lorsqu'une nation périt, lorsqu'elle pleure sur ses enfants en son amère agonie, lorsqu'elle s'abime dans les convulsions du désespoir, il faut lui prouver que *Dieu n'est pas trop haut et que la France n'est pas trop loin.*

1  Il existe beaucoup d'intelligences comme cela.

# LE MÉDECIN, L'OUVRIER.

—

C'était en 1848, quelques semaines après les mystérieuses et lugubres journées de Juin. La vieille cité lyonnaise s'agitait encore d'un mouvement fébrile et de nombreux attroupements se formaient, inquiets et avides de nouvelles, à la Croix-Rousse et à Perrache. Les bonnes femmes, descendant de Notre-Dame de Fourvière, prétendaient que le soleil au déclin s'était enseveli dans les nuages noirs, à l'horizon rouge de feu. La garde mobile, la plupart étaient des enfants, occupait les postes d'honneur, l'Hôtel-de-Ville, le Quartier-Général, la Préfecture. Il y avait dans l'air ce je ne sais quoi qui précède ou accompagne les grands événements.

J'étais seul, (il existe des circonstances dans la vie où l'on n'est jamais plus isolé que lorsqu'on ne l'est pas ), préoccupé au milieu de groupes grossissant à chaque minute. On parlait de chômage, de cherté des vivres et des loyers, d'ateliers nationaux, de coalition, de solidarité, de droit au travail, de fraternité. La nature des pièces jouées aux théâtres était appropriée aux moments actuels. Ce soir là, on donnait aux Célestins un drame terrible, et *Charles VI* à l'Opéra.

J'allai entendre la musique d'Halévy. Madame Witmann ravissait toute la salle; le glaive d'Odette brandi par sa main électrisait les cœurs. Jamais l'hymne national du dernier acte ne souleva plus d'émotion; jamais l'antique Rome au temps de Paul-Emile n'exhala de plus délirants transports.

Je sortis seul encore. La foule s'écoulait rapide et palpitante; la rue fut bientôt à peu près déserte. Arrivé à l'un de ces carrefours si communs dans les quartiers qu'habitent les ouvriers en soie, j'entendis au seuil d'une porte les sanglots d'une voix qui ne pouvait être que celle d'un homme. Je m'approchai. Il avait environ trente ans, les ligues régulièrement belles, mais anguleuses, rendues saillantes par la souffrance physique, peut-être aussi par celle du cœur.

— Brave homme, lui dis-je, qu'avez-vous ?

Il avait peine à me répondre. J'insistai.

— Eh bien! nous avons faim... fit-il en me prenant frénétiquement les mains. Ma femme, mes pauvres enfants...

— Mais ne pourrais-je pas les voir ? Peut-être aurai-je les moyens de vous aider un peu. Moi aussi je sais secourir lorsqu'il faut.

— Vous êtes bien bon, Monsieur, reprit l'ouvrier, avec l'accent d'une émotion profonde, mais à vôtre âge on ne doit pas aimer les spectacles navrants.

— Ne vous occupez que de vous et des vôtres et conduisez-moi à votre logement.

Nous gravîmes une rue tortueuse. Au bout de deux minutes, il me dit en soupirant : c'est ici. Et prompt mais triste je montai six étages avec le naïf élan de la jeunesse : je présumais que j'allais faire un peu de bien. C'est qu'elle était bien sombre, bien humide, cette mansarde délabrée où étaient couchés une femme et trois enfants exténués. Depuis trois jours ils n'avaient point mangé. Je l'ai dit souvent depuis : c'est un bien cruel ennemi que l'estomac qui souffre. Quelques verres d'eau étanchaient cette soif qui est le fatal avant-courreur de la mort par inanition. Il fallait donc ne pas perdre de temps : le malheur n'en accorde jamais. Minuit n'est pas une heure indue dans une grande ville et bientôt je pus me procurer du bouillon, la seule alimentation, du reste, qui convient dans les circonstances où se trouvait placée cette famille aussi honnête que malheureuse. Le lendemain, je m'adjoignis un élève de l'Hôtel-Dieu, nous soignames nos malades, nous intercédames auprès du bureau de bienfaisance et nous reçùmes les bénédictions de l'ouvrier Pouziot qui bientôt put retourner à son atelier. Je l'ai revu depuis en passant à Lyon. Il n'a pas oublié ; il s'est attaché à moi par les services reçus, ce qui constitue un des apanages des âmes vraiment belles. Eh bien ! je le dis à la face du ciel, ce souvenir de ma jeunesse, le temps qui brise tant de choses, loin de l'effacer, ne fait que le rajeunir. On aime toujours, lorsqu'on porte ses regards en arrière, à compter les jalons auprès desquels s'est écoulé un de ces jours bénis où il fut donné d'accomplir certaines tâches de sa vie dans un monde où tout être humain à la sienne. Depuis cette époque se sont augmentés les sentiments d'affection sincère que j'ai voués aux classes laborieuses ; j'ai compris combien sont sublimes les aspirations qui s'incarnent en quelque sorte dans la grande âme du peuple, et ce ne seront pas assurément des influences ni des pressions qui me feront jamais immoler la vérité à des opinions personnelles. J'avais le choix dans mes directions entre le passé et l'avenir. J'ai sondé l'un aussi profondément qu'il m'a été possible ; aujourd'hui je pressens l'autre et je suis avec ceux qui disent : En avant. Mais qu'on ne voie pas cependant ici l'expression d'un enthousiasme exagéré, d'une sentimentalité fausse ou d'une basse flatterie. Je méprise autant l'orgueil du haillon que celui de l'argent, et, sans restriction, je mets au même niveau Diogène et Turcaret.

Si j'intitule à dessein cet écrit, *le médecin, l'ouvrier*, c'est que je ne veux pas étudier la question au point de vue de l'économie sociale. Beaucoup et d'excellents ouvrages ont été publiés, et elle a été examinée sous toutes ses faces. D'autre part, je ne veux parler des professions ni des états, ce qui serait très long et rentrerait trop directement dans le domaine de l'hygiène privée. Chaque sujet serait l'objet d'une monographie. Je préfère, ainsi que j'en avais l'idée en composant ces premières pages inspirées par un triste épisode, parler d'abord de l'alimentation en général, de celle des ouvriers et de ce qui la rend incomplète ou insuffisante. Mais comme on ne construit pas un édifice sans en dresser le plan et connaître la valeur des matériaux à exploiter, il est nécessaire, dans l'espèce, de rappeler quelques notions les plus élémentaires de la physiologie qui n'est en principe et dans le sens le plus élevé que la science de l'animation. Il est bien entendu d'ailleurs que ces rudiments ne s'adressent pas à des médecins.

L'appareil digestif présente, depuis la bouche jusqu'à son extrémité inférieure, à peu près sept ou huit fois la longueur du corps de l'homme. C'est dans la bouche que commence le premier acte de la digestion, c'est-à-dire l'action de mâcher, pendant laquelle les glandes salivaires placées tout autour et dans les parois de cette cavité, versent sur les aliments, par des canaux dont on peut à la simple vue distinguer les orifices, un liquide particulier, la salive, alcaline normalement et destinée à humecter le bol alimentaire. Par un mécanisme assez compliqué et dont on ne peut se faire une idée complète sans des connaissances anatomiques un peu avancées, ce bol est chassé dans le pharinx et puis dans l'œsophage qui l'abandonne à l'estomac. L'ingestion des aliments est le seul acte volontaire de la digestion dont la suite ne dépend plus de nous, au moins directement. Arrivés dans l'estomac sans temps d'arrèt appréciable, ils y subissent une opération sur la nature intime de laquelle on a beaucoup discuté et que, par conséquent, je n'exposerai pas. Une heure ou deux après qu'on a cessé de manger, commence la formation du chyme, résultat des aliments modifiés par l'action des parois de l'estomac et des sucs gastriques. Le chyme, notablement variable du reste, selon la nature des aliments solides ou liquides, est une espèce de pâte dont la formation complète, après le repos ordinaire d'un homme adulte, dure environ de trois à cinq heures. L'estomac se désemplit peu à peu et déverse son contenu dans le duodénum en lui faisant franchir le pylore, espèce de valvule ou de soupape membraneuse, séparant l'estomac de la première portion de l'intestin proprement dit. L'homme est passif dans ce travail: n'était la vie, il s'accomplirait sans difficulté. Chose remarquable! Le cerveau pense et se fatigue, le cœur bat plus ou moins, les poumons se dilatent ou diminuent de volume, les muscles se contractent ou détendent leurs fibres, en un mot, toutes les fonctions, tous les appareils sont en mouvement: l'estomac seul, sauf celui qui lui est propre, fait sa petite ou sa grosse besogne sans s'inquiéter de ce qui le touche de près ou de loin. Arrivé dans le duodénum, le chyme s'imprégne de la bile et du suc pancréatique, change de couleur et devient plus ou moins jaunâtre. La saveur acide a disparu et le chyle aux filaments blanchâtres commence à s'en séparer. C'est l'aliment proprement dit. Absorbé par des suçoirs particuliers disséminés sur toute la surface des intestins jejunum et iléon, il arrive à travers les vaisseaux blancs dans le canal thoracique et se mêle enfin au sang dont la masse est ainsi augmentée et renouvelée par un mouvement analogue à celui qui l'a porté dans le duodénum, le chyme passe dans les autres portions de l'intestin grêle, et à mesure qu'il y arrive et qu'il est dépouillé du chylé, il devient plus jaune ou plus brun, et en même temps plus difluent, au moins jusqu'à son entrée dans le gros intestin. Arrivé dans le cœcum, le résidu alimentaire commeuce à prendre le caractère qu'il aura à sa sortie; cependant sa couleur foncée et sa consistance sont d'autant plus prononcées qu'il séjourne davantage dans tout le gros intestin et surtout dans sa partie inférieure où il s'agglomére pour être enfin expulsé.

Voilà en deux mots la théorie et le phénomène de la digestion. Voyons maintenant de quoi se composent les substances alimentaires. La meilleure division selon moi, celle du Baron Liébig, la range en deux classes : en *aliments azotés* et *aliments non azotés* ; la première possède seule la propriété de se convertir en sang. Les substances alimentaires propres à la sanguification donnent naissance aux principes des organes; les autres servent, dans l'état de santé, à l'entretien de l'acte respiratoire, c'est-à-dire à la production de la chaleur animale. Les substances azotées sont les aliments *plastiques* ou *protéiques*, et les non azotées sont les aliments *respiratoires*. Les aliments plastiques sont : la fibrine, l'albumine, la caséine végétales, la chair et le sang des animaux. Les aliments respiratoires comprennent la graisse, l'amidon, les huiles, les sucres, les gommes, la pectine, la biére, le vin, les alcools, etc. — Un fait général démontré par l'expérience, dit Liébig, c'est que les principes nutritifs et azotés des plantes ont la même composition que les principes essentiels du sang. Aucun corps azoté dont la composition diffère de la fibrine, de l'albumine et de la caseine, n'est propre à entretenir la vie des animaux. Sans doute, l'économie animale possède la faculté de préparer, avec les substances du sang, la substance des membranes et des cellules, des nerfs et du cerveau, les principes organiques des tendons, des cartilages et des os; mais il faut que la substance elle-même du sang, sinon sa forme, soit offerte à l'animal; dans le cas contraire, la sanguification et conséquemment la vie s'arrêtent (1).

Il est facile de comprendre par là pourquoi la gélatine, par exemple, différe par sa composition de la fibrine et de l'albumine du sang, est impropre à la nutrition. Telle n'était pas l'opinion des parisiens en 1793.

Le peuple qui est bon par nature et qui n'est méchant que parce qu'on le trompe ou qu'on l'égare, pensa, dans un moment de disette, qu'on pouvait pour se nourrir s'emparer des couteaux à manches en os, et en extraire une matière alibile. La

1) T. Liébig, Lettres sur la chimie.

chimie démontra que la gélatine ne nourrit pas : elle n'a que la propriété de rendre le bouillon plus sapide.

Quelques lignes seulement sur la digestion des liquides. Elle est plus prompte et moins compliquée que celle des solides. Parvenus à l'estomac, ils y sont en partie absorbés et en partie unis au chyme, selon leur nature propre. Ainsi l'eau pure ou vineuse, les limonades ne forment point de chyme, tandis que le lait et les œufs qui sont, il ne faut pas l'oublier, les deux seuls aliments complets, les huiles, les émultions donnent lieu aux mêmes phénomènes que les aliments solides. Absorbée par les suçoirs répandus sur toute la surface du tube digestif, la partie exclusivement liquide des aliments est portée avec quelques autres liquides excrémentitiels dans les reins qui l'élaborent et la font parvenir dans la vessie.

Parlons maintenant de l'alimentation normale. Ses déterminations théoriques et numériques présentent des difficultés très sérieuses, car, suivant M. Hébray, une même alimentation est ou n'est pas suffisante selon les degrés d'activité des fonctions diverses. En raison de la multiplicité de ses éléments, le problème du régime normal n'est pas susceptible d'une détermination précise et rigoureuse. Ainsi, sauf les principes généraux, sauf les grandes données de la physiologie et de l'hygiène, l'alimentation ne saurait être mathématiquement égale, car il faut invoquer les âges, le sexe, la constitution, le tempérament, les idiosyncrasies, les climats, les saisons, l'exercice, les professions, l'habitude, les maladies, la convalescence ; en un mot, des milliers de circonstances diverses et éventuelles. Entre les mains de MM. Lecanu, Dumas Boussingault, Andral et Gavaret, la chimie moderne a pu fixer approximativement, le régime théorique, en calculant les pertes subies par l'économie en carbone, en azote, en urée, etc. D'autre part, il est essentiel de remarquer que du moment que tout ce qui est ingéré n'est pas utilisé d'une façon complète, le régime réel doit être supérieur au régime théorique. On donnera, je suppose, à un enfant de douze ans, qui travaille, une alimentation représentée par le chiffre 20, par exemple, et elle est reconnue suffisante en principe. Mais si plus tard on prouve par les faits qu'elle ne l'est pas, que l'enfant dépérit par un excès d'ouvrage neutralisant ses forces, exposant sa santé, que le chiffre doit être élevé, on est bien forcé de reconnaître l'évidence fournie par l'observation : donc, la théorie seule ne suffit pas. L'estomac de l'homme n'est pas une cornue, que je sache, et il faut bien faire la part de beaucoup de circonstances dont l'action vitale n'est pas la dernière à invoquer. (1) De même qu'il n'existe pas deux hommes physiquement et moralement égaux, de même qu'il n'existe pas deux bassins de femme dont les diamètres soient mathématiquement d'inclinaison et de longueur égales, de même il n'y a pas au monde deux estomacs d'absolue identité.

Mais parlons maintenant de l'alimentation de l'ouvrier. « Dis-moi ce que tu manges, je te dirai qui tu es, » s'exprime, dans un autre ordre d'idées l'auteur, de la *Physiologie du goût*. Dis-moi ce que tu manges, puis-je affirmer, et je te

_______________

(1) L'enfant et la femme ne doivent pas travailler péniblement. Nous le prouverons dans notre dernier ouvrage. Ce n'est nullement leur affaire. Il y a quelques années, les bras manquant en Angleterre, « Faites travailler les enfants ! s'écria Pitt. » Ce mot pèsera éternellement sur la mémoire de ce grand économiste.

dirai ce que tu es capable de faire à tous égards. Aux temps héroïques, aux époques nuageuses où l'homme ne se nourrissait que de glands, il est certain que la terre n'avait besoin que d'être légèrement soulevée pour produire ce qui lui était confié. Je doute fort que la chair des hécatombes fît partie essentielle des repas des premiers hommes. Plus tard, les raffinements de la civilisation imposèrent des besoins nouveaux et factices, et le turbot de Domitien, de succulente mémoire, est une preuve des absurdes exagérations et des dépravations qui nous ont été transmises. Il faut reconnaître cependant que l'alimentation des classes ouvrières aujourd'hui est bien différente de ce qu'elle était jadis, surtout au moyen-âge. Qui n'a gardé dans sa mémoire le souvenir des famines qui décimèrent la France pendant les croisades, la guerre de cent ans, et plus tard, aux dernières années du règne de Louis XIV ? Aujourd'hui, grâce à nos institutions et surtout aux progrès de la science, tout n'est pas pour le mieux, c'est vrai, mais je ne changerais pas le dix-neuvième siècle contre le douzième. De nos jours, du moins, l'ouvrier mange de la viande, du pain de froment au lieu d'orge et d'avoine, du sel, lorsqu'autrefois il s'en consommait fort peu ou pas du tout, et les plantes potagères, les fruits, se sont singulièrement améliorés par les progrès de la culture maraîchère; et les corps gras sont plus heureusement mélangés avec la nourriture herbacée et féculente, ce qui constitue le type de l'alimentation mixte dont il sera parlé plus bas. Ajoutons enfin, que le vin, la bière, ont un usage plus répandu, et ils sont indispensables quand un ouvrier travaille excessivement Un homme qui mène une vie sédentaire peut se nourrir convenablement avec 500 grammes d'aliments solides et le double de boisson. Mais il est évident que si l'on prend de l'exercice, la quantité doit être augmentée suivant une infinité de raisons.

Avant d'attaquer la question de l'alimentation incomplète, il faut se rappeler et prouver que physiquement l'homme ne vit pas de pain seulement. S'il n'avait, du reste, que cette nourriture exclusive, il ne pourrait pas vivre. La physiologie et la chimie s'y opposent. D'un autre côté, sans mettre ici en jeu le tube digestif, il est un autre élément dont l'homme ne peut se passer et qui le nourrit à sa façon. Pouziot et sa famille n'avaient pas faim seulement : ils manquaient d'air. Il y a là toute une théorie que je simplifierai le plus possible.

Et d'abord, l'absorption de l'oxygène contenu dans l'air atmosphérique est une fonction permanente et constante : elle ne s'arrête jamais. Il résulte des expériences du célèbre et malheureux Lavoisier, qu'un homme adulte, convenablement nourri, inspire par an 373 kilogrammes d'oxygène; le chiffre s'élèverait à 411 d'après Menzies, et cependant le poids total du corps n'augmente ni ne diminue sensiblement. Comment cette quantité si considérable d'oxygène s'est-elle dissipée? La science répond positivement qu'il s'est uni aux matières hydrogénées ou carbonées du corps, dont il sort par les poumons et la peau sous forme d'acide carbonique et de vapeur d'eau. Relativement à la peau dont les fonctions si importantes sont méconnues des gens du monde, et auxquelles certains médecins ne prêtent pas assez attention, je puis dire qu'un dixième de l'acte respiratoire se fait par elle. Ceci est très-sérieux en application de médecine et d'hygiène. Une peau qui ne perspire pas normalement indique déjà un état général grave et qu'il faut faire cesser. Continuons notre raisonnement. L'homme absorbe environ 1015 grammes d'oxygène par jour; le poids de son sang est d'environ 1200 grammes renfermant à peu près 80 pour 100 d'eau, et on a calculé que pour transformer complétement son hydrogène et son carbone en eau et en acide carbonique, il faut 4271 grammes d'oxygène. Or, cette quantité d'oxygène pénètre dans le corps d'un adulte en quatre jours et cinq heures. Du reste, que l'oxygène se mêle directement aux principes du sang ou à d'autres matières du corps, il faut, le poids de l'homme ne variant pas et la quantité d'oxygène aspirée par jour étant déterminée, qu'il soit restitué à l'organisme autant d'hydrogène et de carbone qu'il en était contenu dans 1200 grammes ou 12 kilogs de sang. Et cette restitution ne peut se faire que par l'alimentation. Il est donc facile de conclure et de dire que l'action réciproque des aliments et de l'oxygène sont la source et le maintien de la vie comme de la chaleur animale.

L'air nourrit donc l'homme, mais à la condition qu'il réunisse toutes les propriétés convenables, il faut qu'il soit pur, suffisant, aussi neuf que possible surtout dans les milieux encombrés, etc.; et, d'un autre côté, pour que l'équilibre s'établisse, il est indispensable que l'alimentation se règle sur le nombre des inspirations, sur la nature de l'air ambiant, sur la quantité de chaleur cédée par le corps à l'extérieur, etc. Cette loi est positive et vraie sans exception. C'est ce qui explique pourquoi les Arabes, par exemple, et en un mot, tous les habitants des pays chauds, ne peuvent et ne doivent, dans leurs aliments, prendre plus d'hydrogène et de carbone qu'ils n'en exhalent pas la respiration, tandis que les Anglais et tous les hommes du nord ne peuvent, à moins d'être malades ou de souffrir de faim, exhaler plus de carbone et d'hydrogène que les aliments n'en introduisent dans l'économie. Ainsi plus un homme sera exposé à un air vif, plus il devra manger des aliments protéiques ou hydro-carbonés, et plus le climat sera tempéré ou très-chaud, moins cette nourriture sera indiquée. Ce raisonnement est des plus simples.

La théorie indique encore bien d'autres choses dont on ne se rend pas compte et qui sont cependant bien claires. Je suppose, par exemple, deux hommes de même taille, de même poids, de même force, de même constitution, etc, en un mot aussi parfaitement égaux, sous tous les rapports, qu'on puisse les rencontrer. L'un sera couvert très chaudement, l'autre à peine vêtu. Lequel des deux éprouvera plus tard que l'autre la sensation de la faim? c'est le premier, parce que son corps tel que nous l'admettons couvert, perd moins de chaleur, se refroidit moins, l'air renfermé sous les vêtements étant un mauvais conducteur du calorique, et alors la réparation nécessaire par les aliments est forcément diminuée. En d'autres termes, l'habit remplace la soupe momentanément.

Les gens du monde sont remplis de préjugés, et souvent, il faut le reconnaître, ce ne sont pas les plus ignorants. Il y a quelques semaines, une dame me prie d'examiner serieusement la poitrine de sa demoiselle, jeune fille de 17 ans, dont la santé lui inspirait des inquiétudes. Je portai le diagnosite: bronchite généralisée avec tendance à l'état chronique, et j'instituai le traitement en conséquence. Cette malade allait de mieux en mieux, et la mère déjà fort satisfaite me dit un beau jour: *on* m'a conseillé, pour la guérir tout-à-fait, de lui faire respirer un air *pur*, un air très-vif..... Je ne perdis nullement contenance et je répondis froidement : C'est vrai, Madame, il y a dans le département des villages très élevés et où l'on est enveloppé d'un air très pur et très vif, je vous en réponds ; mais je vous affirme, d'un autre côté, que si vous avez le malheur d'y conduire votre fille, elle n'y vivra pas deux mois. Mon conseil fut suivi et cette malade est guérie, parcequ'en dehors du traitement médical, je me suis opposé à l'action trop prompte de l'atmosphère, d'autant plus que l'alimentatian n'était pas encore normale et que, par conséquent, il existait là un défaut de résistance. La lampe se serait éteinte, parce que l'oxygène eût consumé toute l'huile.

On voit donc bien, par ces exemples de tous les jours, combien les connaissances des phénomènes de la nature sont indispensables au médecin qui veut se donner la peine de les étudier.

Mais poursuivons encore. Pouziot avait maigri considérablement : cela devait être, il avait enduré la faim depuis plusieurs jours. L'abstinence qui est plus que théoriquement indiquée dans beaucoup de maladies aigües, qui est instinctive en quelque sorte, ne l'est pas dans l'état de santé. Si elle se prolonge, la graisse disparaît peu à peu, et, chose remarquable, l'analyse ne la fait pas découvrir dans les matières excrémentitielles. Pourquoi ? Parce que l'oxygène la brûle insensiblement, et que son carbone et son hydrogène s'échappent par la peau et les poumons, sous forme de combinaisons oxygénées. L'homme et les animaux vivent alors à leurs dépens ; ils se mangent eux-mêmes, ils sont *autophages*. Currie a vu une malade qui ne pouvait pas avaler, perdre, dans l'espace d'un mois, 50 kilog. de son poids, et il rapporte qu'un porc gras englouti par un éboulement, perdit 60 kilog., après avoir vécu, sous terre, sans nourriture, pendant 160 jours.

M. Chossat *(Recherches expérimentales sur l'inanition,)* a très bien démontré qu'en nourrissant un animal d'une manière insuffisante, au lieu de le priver totalement d'aliments, on retardait, il est vrai, plus ou moins l'époque de la mort, mais on n'altérait en rien la loi d'après laquelle la mort arrivait. Dans l'un et l'autre cas, l'animal meurt dès que son poids a atteint la limite de diminution compatible avec la vie. Ce résultat, ajoute M. Chossat, se modifie probablement un peu lorsque le déficit dans l'alimentation journalière n'est pas considérable.

Quoiqu'il en soit, la graisse disparaît d'abord, puis les matières solides finissent aussi par se dissoudre graduellement. Les cadavres des inatitiés sont amaigris, les muscles minces, rigides, privés de contractilité ; tous les organes moteurs ont servi à préserver les autres tissus de l'action atmosphérique ; finalement les principes du cerveau eux-mêmes ont pris part à cette oxygénation ; delà la défaillance, le délire, et comme conséquence dernière, la mort, c'est-à-dire, la cessation de toute résistance à l'oxygène atmosphérique, l'invasion des actions chimiques, de la pourriture, de la combustion de toutes les parties du corps. *(Liébig, Briefe über die chemie.)*

Quelle est la conduite que le médecin doit tenir auprès d'un homme affamé ? Si l'on se rappelle bien ce qui a été exposé plus haut et ce qui a été simplement indiqué, mais dont il est facile de tirer les conclusions, cette conduite est toute tracée. L'homme de l'art examinera d'abord le milieu ambiant, l'appartement qu'il purifiera le plus tôt possible, l'état général du malade et surtout celui du pouls qui est très-important, le degré de calorification totale et puis celle des extrémités, l'expression du facies, comptera le chiffre des inspirations en le comparant en-suite avec celui des pulsations de la carotide et de la radiale en même temps que les phénomènes fournis par la peau ne lui échappent pas, etc. Je suppose que tous ces éléments soient momentanément écartés et traités. Comment, en dehors de tout remède ou médicament, nourrira-t-il son malade ? Avec des aliments solides ? Mais si l'on veut bien songer que la dé-glutition est très difficile, et que d'un autre côté les sucs gas-triques et pancréatiques n'éxistent plus ou à peu près, il faut bien, puisque la digestion ne peut pas se faire, recourir à l'emploi d'autres moyens. Car, du moment que, pour assimiler une cer-taine quantités d'aliments, la présence de ces sucs est aussi nécessaire qu'une masse de sang assez notable, pourquoi imiter le funeste exemple des naufragés de la *Méduse*, qui prirent d'abord des aliments solides, éprouvèrent des vomissements et des douleurs intolérables et succombèrent pour la plupart à leur imprudence? Ce n'est pas ainsi qu'il faut procéder. Il est de la dernière instance de porter secours à l'homme inanitié, et ce ne seront jamais les aliments solides qu'il faudra lui donner. Les médicaments eux-mèmes, sous cette forme, sont quelquefois dif-ficilement absorbés, puisqu'on les retrouve intacts dans les ex-créments, certaines pilules à base de fer, par exemple. Le bouillon, voilà le remède unique à employer. Outre sa saveur, qui est des plus sapides, il possède la propriété d'activer la sécretion gas-trique. De toutes les boissons alimentaires, c'est celle qui con-vient le mieux à cause de la facilité avec laquelle il est digéré sans effort. Comme succédané, et même mélangé avec lui, le vin vieux est toujours utile et comme aliment et comme tonique. Puis on fait prendre aux malades des viandes blanches, légères, du poisson, et on termine par les substances grasses et les féculents dont l'usage serait très-accesible au début.

La mort par inanition est aujourd'hui, Dieu merci, un fait qui n'est pas commun, mais l'alimentation incomplète n'est pas rare. J'en dirai quelques mots en terminant.

Elle est insuffisante par *qualité* et par *quantité*. Par qualité : il est en effet évident que le corps d'un homme qui travaille doit être nourri mieux que celui d'un oisif ou de celui qui exerce une profession sédentaire. Selon M. Bérard, ce que l'on appelle la valeur nutritive se résout en deux influences : aptitude à être assimilé, aptitude à subir l'action de l'oxygène introduit dans le sang par la respiration. Si un aliment ne réunit pas ces deux conditions, si, par rapport à la première, il ne suffit point par sa composition organique et inorganique à renouveler tous les organes, l'alimentation, à l'aide de cet aliment seul, sera insuffisante, parce qu'elle sera incomplète. (Bérard, Cours de Physiologie).

Si on comprend bien ce qui a été dit plus haut, il faut, pour que l'équilibre soit maintenu dans l'organisme, que les matières grasses, par exemple, que les sels et surtout les phosphates, que les principes azotés et carbonés se répartissent de façon telle qu'ils remplacent, et au-delà, les produits éliminés par les sécrétions.

Il est facile de conclure aussi que l'alimentation purement végétale, herbacée, est incomplète pour l'homme, et principalement pour celui qui dépense beaucoup de force. C'est pourquoi je ne partage pas absolument l'avis de M. De Breyne, médecin de la grande Trappe de Mortagne, qui prétend que le régime suivi au monastère est suffisant pour la durée et le maintien de la vie. Cette alimentation ne me paraît être bonne que pour les célibataires et les personnes qui ne se livrent pas à des travaux excessifs. Je suis convaincu qu'elle est mauvaise pour l'ouvrier soumis à des efforts continuels et énergiques.

L'alimentation est encore incomplète au point de vue de la qualité, si elle est composée de substances falsifiées, avariées, détériorées d'une façon ou de l'autre. M. Payen l'a très-bien démontré dans la *Falsification des substances alimentaires*.

L'ouvrier devra, en outre, régler ses repas. L'alimentation la meilleure ne l'est plus pour lui dès qu'elle ne le restaure pas à des heures à peu près fixes.

Celle qui est insuffisante par défaut de quantité, produit naturellement et peu à peu, des troubles qui peuvent devenir graves, surtout chez les enfants et les vieillards. M. Chossat a prouvé par des expériences multipliées qu'un animal meurt lorsqu'il a perdu 0,4 de son poids initial ou normal. On remarque combien les enfants maigrissent à vue d'œil lorsqu'ils sont mal nourris, et il n'est pas toujours facile au médecin de régler leur alimentation. Ceci sera discuté dans le *Médecin, la Femme*. Quant aux vieillards qui sont, disent-ils, toujours presque sûrs de leurs estomacs, il est bon de leur apprendre, pour aujourd'hui, qu'ils ont précisément à se méfier de l'excellence de leur appétit, et nous savons ce qui en résulte au point de vue des congestions cérébrales et des apoplexies souvent mortelles.

Ce sujet de l'alimentation est très-vaste, on le voit. Chaque proposition comporterait des pages entières; je pense avoir dit l'essentiel, et je finis, car quelquefois le secret d'ennuyer est celui de tout dire. Seulement, je me demande pourquoi je livre au public ces deux ouvrages. Je crois pouvoir répondre à ma conscience que j'ai écrit dans un but utile, et cela me suffit. J'aurais voulu vulgariser les notions de physiologie et d'hygiène : peut-être cet hiver me sera-t-il permis de réaliser mon rêve. D'autre part, si je me suis adressé à l'intelligence de l'ouvrier, il a dû comprendre que j'ai fait aussi un appel sérieux à son caractère. Dans la note où je dis que je parlerai de médecine morale, je remarque que ce chapitre trouvera mieux sa place dans la troisième composition qui, je le regrette, ne paraîtra pas avant quelques mois, à cause de la longueur du travail. Pour le moment, je me borne à dire que, s'il y a une hygiène du corps, il y en a aussi une de l'âme, et que si quelquefois des états morbides ont troublé des esprits et des cœurs, souvent des consciences malades ont fait accomplir des actes dont l'humanité ne rougirait pas, si elles eussent été droites et réveillées plus tôt. Trois noms seulement parmi des milliers : Catilina, Cromwel, Louis XIV.

Qu'on ne s'y trompe pas, le progrès social ne gît pas uniquement dans le bien-être matériel des nations et des individus. Il existe dans l'homme une voix qui parle plus haut que celle de M. Guizot disant aux électeurs : « Enrichissez-vous, » et la moralité, le travail, la prévoyance, l'amour, ont bien aussi leur valeur dans la balance où se pèsent les intérêts de la vie. Sous ce rapport, la population ouvrière de la France gagne et gagnera encore beaucoup de terrain, j'en suis sûr. Voyez, par exemple, le respect qu'elle a pour les morts, son dévouement à la patrie, son désintéressement dans le sacrifice. Qu'on ne se laisse pas abuser par des exemples isolés. Perdez de vue votre village, vos mesquineries que nous connaissons mieux que vous, et jugez l'ensemble d'après la grandeur et l'autorité des faits, ou bien retournez à votre moyen-âge que vous n'auriez jamais dû quitter.

C'est en se pénétrant de ces idées que l'ouvrier, quel qu'il soit, qu'il travaille de ses bras ou de sa plume, qu'il forge sur une enclume ou dans son cerveau, qu'il herse sa terre ou pioche ses pensées, comprendra la beauté de ses devoirs. Alors il sera probe, délicat, vraiment libre. Il grandira dans sa sagesse et sera lui-même sa personnalité, c'est-à-dire qu'il agira selon sa conscience. Puis il montera plus haut; avant d'être patron, il saura qu'il peut le devenir par la régularité de sa conduite, et voilà, par un ordre logique des sentiments et des faits, l'union établie entre l'Egalité et la Fraternité. Quoi de plus beau! la main sur le cœur, c'est-à-dire la loyauté, le cœur dans la main, c'est-à-dire le courage! Avec ces deux éléments bien compris et bien sentis, on a bientôt conquis la liberté; il suffit de savoir la mériter. L'ouvrier se rendra digne de la posséder à tous égards s'il s'adresse à ses généreuses passions! Elles sont l'âme vivante de la civilisation et du progrès. L'histoire le prouve d'une manière péremptoire. C'est à l'Etat (la philosophie du droit le veut) qu'incombe le devoir de faire porter à l'arbre les fruits de l'avenir. Si on méconnaissait l'ouvrier, un tel dédain de ses forces productives serait d'abord le malheur, sinon la ruine d'une nation.....

Non, non, qu'on se rassure. La France *est aussi celle qui ne meurt pas!* O France, terre d'amour et de gloire, toi de qui on a dit si justement que tu es *le premier royaume après celui du ciel;* terre des nobles âmes et des aspirations généreuses, à quoi te serviraient les élans héroïques de ceux qui t'aiment et que tu abrites sous les plis de ton drapeau sans tache, si tu ne te tenais pas à la hauteur de la mission que Dieu t'a confiée? Tu ressemblerais à ces grands fleuves du Nouveau-Monde qui, après avoir fertilisé les rives qu'ils baignent, se perdent dans le profond abîme des océans où ils ne possèdent plus de noms!

*Agen, Imp. B.-C. Latour.*